AF611029

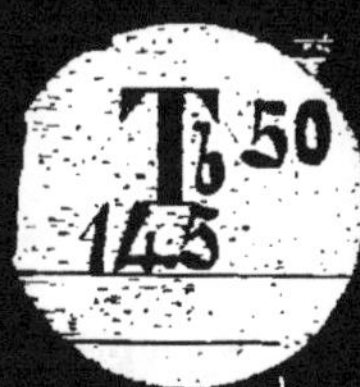
Tb 50
145

# ÉTUDE ANTHROPOLOGIQUE

SUR UNE SÉRIE

# DE CRANES D'ASSASSINS

# DU MÊME AUTEUR

ÉPIDÉMIE CHOLÉRIQUE DE 1866 A L'HOPITAL BEAUJON. — Paris. Asselin, 1867.

DE L'EMPLOI DU SPHYGMOGRAPHE DANS L'ÉTUDE DES AGENTS THÉRAPEUTIQUES. — Paris. Hennuyer, 1868.

DES NERFS VASO-MOTEURS. — Paris. Leclerc, 1868.

DE LA GLYCOSURIE DANS LA CONVALESCENCE DES MALADIES AIGUES. — Paris. Asselin, 1868.

MIGRAINE (Article du dictionnaire enclyclopédique des sciences médicales), en collaboration avec Gubler. — Paris. Masson, 1872.

NÉVROSTHÉNIQUES (Article du dictionnaire encyclopédique des sciences médicales). — Paris. Masson, 1873.

DE L'ÉLIMINATION DES MÉDICAMENTS. — Paris. Hennuyer, 1873.

DE L'INFLUENCE DES VARIATIONS DE LA PRESSION ATMOSPHÉRIQUE SUR L'ÉVOLUTION ORGANIQUE. — Paris. Masson, 1877.

LES ESQUIMAUX AU JARDIN D'ACCLIMATATION. — Paris. Masson, 1877.

NOTES SUR LES EFFETS NARCOTIQUES DU PROTOXYDE D'AZOTE. — Paris. Masson, 1877.

INSTRUCTIONS POUR L'ILE DE MADAGASCAR. — Paris. Masson, 1878.

DE L'EXPOSITION DES SCIENCES ANTHROPOLOGIQUES. — Paris. Reinwald, 1878.

NOTES DE PATHOLOGIE EXOTIQUE. — LE BOUTON DE BISKRA ET LE VERUGA (BOUTON DES ANDES). — Paris. Baillière, 1880.

*Passim*. — *In* Dictionnaire encyclopédique des sciences médicales. — Journal de thérapeutique de Gubler. — Bulletin de thérapeutique. — Nature. — Le National, etc.

1776-81 — CORBEIL. Typ. et stér. CRÉTÉ.

# ÉTUDE ANTHROPOLOGIQUE

SUR UNE SÉRIE

# DE CRANES D'ASSASSINS



PAR

LE D^R A. BORDIER

PROFESSEUR A L'ÉCOLE D'ANTHROPOLOGIE

PARIS

G. MASSON, ÉDITEUR

LIBRAIRE DE L'ACADÉMIE DE MÉDECINE

120, Boulevard Saint-Germain, en face de l'École de Médecine

1881

# ÉTUDE ANTHROPOLOGIQUE

SUR UNE SÉRIE

# DE CRANES D'ASSASSINS

---

Absence de sens moral, conscience endurcie, empêchement du libre arbitre, tels sont les termes qui servent en général de thème à la phraséologie convenue, qui constitue les quatre cinquièmes de la littérature, au sujet des criminels.

Il m'a paru nécessaire de préciser les faits et de sortir de ces interprétations banales. 36 crânes d'assassins guillotinés ayant été à ma disposition dans la salle de l'*Exposition des sciences anthropologiques*, à l'Exposition universelle, il m'a semblé qu'il y avait là une occasion de les inviter à déposer cette fois, d'une façon indéniable, dans l'instruction de leur cause collèctive [1].

Ce sont les résultats de cette enquête que je publie : j'y joins, autant que cela m'a été possible, le sommaire de l'existence de ces criminels, relevé dans la *Gazette*

[1] Cette série de crânes d'assassins guillotinés comprend 25 crânes exposés par le *Musée de Caen* et un crâne exposé par le Musée de l'Ecole de médecine de Paris (Musée Orfila).

*des Tribunaux*. La comparaison du *dossier judiciaire* et du *dossier anatomique* juxtaposés nous conduira peut-être à quelque solution précise.

Mais, en jetant un coup d'œil sur la série que je me proposais d'étudier, je ne tardai pas à acquérir la conviction que les lésions d'ordre purement pathologique étaient nombreuses sur ces crânes.

Elles devaient faire l'objet d'une étude à part, qui fera le sujet de la seconde partie de ce travail.

La première sera réservée aux caractères anthropologiques que rien ne nous autorise à regarder comme du domaine de la pathologie, autrement dit à l'étude de la série des assassins, faite comme l'eût été celle de toute autre série que le hasard m'eût envoyée d'un point quelconque du globe.

Tous ces assassins, d'ailleurs, sont Français ; tous présentent un caractère commun : *le crime*. La série n'est donc pas plus artificielle que toute autre, et j'ai pu me regarder comme autorisé à étudier les assassins, comme j'eusse fait un peuple quelconque représenté par 36 crânes.

C'était un moyen de vérifier s'il était vrai, comme l'a dit Maudsley, que « la classe criminelle constitue une variété de l'espèce humaine, marquée par des caractères particuliers », et aussi distincte des autres hommes « qu'un mouton à tête noire l'est de toutes les autres races de moutons ».

# ANATOMIE

## I

### Caractères anthropologiques.

*Cube.* — Ce qui frappe tout d'abord, c'est le volume considérable du crâne, volume qui ne tient pas à l'épaisseur des parois, car le cubage, effectué au moyen du plomb par le procédé Broca, donne un chiffre considérable, 1547,91 en moyenne, chiffre supérieur, on le voit, à celui que donne l'étude du cimetière de l'Ouest (1529); *a fortiori* à celui des crânes de la Cité et des Innocents (1334 et 1397,55), supérieur à celui des Mérovingiens (1521,73). Pour trouver un cube supérieur, il faut remonter jusqu'à Solutré (1615) et jusqu'aux crânes masculins de la caverne de l'Homme-Mort (1606,50).

En éliminant le crâne maximum qui cube 2076, chiffre évidemment pathologique, on obtient encore une moyenne de 1531, qui occupe le même rang parmi les points de comparaison que je viens d'énumérer. Le minimum ne s'abaisse même pas à 1300. Deux femmes, même, qui ne figurent pas dans mes calculs, où je n'ai voulu placer que des hommes, cubent, l'une 1625, l'autre 1642.

La mise en série nous montre combien les différences sont grandes au point de vue du cubage entre les crânes du cimetière de l'Ouest et ceux de ces assassins.

Il suffit, pour s'en rendre compte, de jeter un coup d'œil sur le tableau suivant, où le nombre des crânes compris entre tel et tel chiffre, est rapporté à 100 :

| Centim. cubes. | Cimetière de l'Ouest. | Assassins. |
|---|---|---|
| 1300 à 1400......... | 21.87 p. 100 | 11.42 p. 100 |
| 1400 1500......... | 18.75 — | 14.28 — |
| 1500 1600......... | 43.75 — | 28,57 — |
| 1600 1700......... | 3.12 — | 22.85 — |
| 1700 1800......... | 6.25 — | 16.66 — |
| 1800 1900......... | 3.12 — | 2.77 — |
| 1900 2000......... | 3.12 — | 0 — |
| 2000 2100......... | 0 — | 2.77 — |

On voit que, si la moyenne est, au cimetière de l'Ouest comme dans la série des assassins, comprise entre 1500 et 1600 centim. cubes; 22,85 pour 100 des assassins sont entre 1600 et 1700, et 16,66 pour 100 entre 1700 et 1800, tandis que le nombre des crânes de l'Ouest compris dans ces limites est beaucoup moins considérable.

Étant donnée l'idée que nous attachons à ce cerveau volumineux, il y a lieu de s'étonner, et les honnêtes gens auraient quelque raison de s'attrister, de voir les criminels doués d'un cerveau qui ferait souvent envie, comme volume, à leur victime.

Nous verrons tout à l'heure que ce serait à tort qu'on préjugerait de l'intelligence des assassins que j'ai étudiés, par le volume considérable de leur cerveau ;

l'étude de chacune des portions du crâne nous le montre; nous verrons que chacune des parties frontales sont loin d'entrer comme cause dans ce développement considérable du cerveau; nous verrons, enfin, dans le chapitre consacré à la pathologie, que la *sclérose cérébrale*, ou le développement du tissu cellulaire cérébral, aux dépens des cellules et des fibres est peut-être un de ces phénomènes qui, bien que concourant au poids du cerveau, sont loin de concourir à l'intelligence; ce travail, pour des raisons que je dirai, semble s'être produit chez quelques-uns, au moins, des individus de cette série.

Quoi qu'il en soit, et sans empiéter sur des conclusions ultérieures, nous pouvons tirer de cette première étude sur le cubage des crânes, ce premier fait : cette série d'*assassins a le crâne plus volumineux que toutes les séries qui lui sont comparées, et nous reporte, pour trouver des analogues, presque à l'époque préhistorique.*

*Circonférence horizontale.* — La différence entre la circonférence horizontale et la même mesure, dans d'autres séries de comparaison, n'est pas, ainsi qu'on peut le voir dans le tableau n° 1, proportionnelle à la même différence entre les mesures qui indiquent le cube, mais elle est dans le même sens.

La circonférence horizontale moyenne des assassins (52,29) est supérieure à celle des crânes de l'Ouest, des Innocents, de la Cité, et ne laisse inscrire au-dessus d'elle que la mesure de la circonférence horizontale à Solutré et dans la caverne de l'Homme-Mort. Nous sommes donc encore, ainsi qu'on eût pu le prévoir, ramenés au même terme de comparaison que pour le cubage, c'est-à-dire à l'époque préhistorique ; néanmoins, une différence de 15 décimillimètres entre la circonférence horizontale des assassins et celle du cimetière de l'Ouest, n'explique pas à elle seule la différence de plus de 10 centimètres cubes, constatée dans le cube moyen de chacune de ces séries de crânes ; nous verrons tout à l'heure sur quel élément porte encore cette différence.

Il serait fort intéressant de comparer la courbe horizontale du crâne de ces assassins aux chiffres qu'a donnés M. Le Bon de la même mesure prise chez les savants, les bourgeois, les nobles, les domestiques de l'époque contemporaine ; malheureusement, M. Le Bon a pris ses mesures sur le vivant, et j'ai pris les miennes sur des crânes. La comparaison de deux résultats n'est donc pas absolument à l'abri de la critique ; néanmoins, grâce aux mesures comparatives de *céphalométrie* sur le vivant, et de *crâniométrie*, dont M. Broca a bien voulu me communiquer les résultats, il nous est possible de comparer. La différence prise sur 19 têtes mesurées pendant *la vie* et sur le squelette, donne, pour la *courbe horizontale*, une différence moyenne de $29^{mm},26$. — Il m'a suffi d'ajouter $29^{mm},26$ aux chiffres obtenus sur les crânes, pour construire le tableau suivant :

*Circonférence horizontale comparée.*

| | Savants. | Bourgeois. | Nobles. | Domestiques. | Assassins. |
|---|---|---|---|---|---|
| 48-49............. | » | » | » | » | » |
| 49-50............. | » | » | » | » | » |
| 50-51............. | » | » | » | » | » |
| 51-52............. | » | » | » | » | 5,55 |
| 52-53............. | 0,0 | 0,6 | 0,0 | 1,8 | 8,33 |
| 53-54............. | 2,0 | 1,9 | 3,7 | 5,4 | 13,8 |
| 54-55............. | 4 | 6,2 | 9,2 | 5,4 | **25,0** |
| 55-56............. | 6 | 14 | 12,8 | 33,9 | 13,8 |
| 56-57............. | 18 | **24** | **28,5** | **42,8** | 16,6 |
| 57-58............. | **36** | **24,5** | 22,0 | 10,7 | 11,11 |
| 58-59............. | 18 | 14 | 12 | 0,0 | 0,0 |
| 59-60............. | 8 | 7 | 8 | 0,0 | 2,61 |
| 60-61............. | 6 | 3,3 | 1,8 | 0,0 | 2,61 |
| 61-62............. | 2 | 1,8 | 0,0 | 0,0 | 0,0 |
| 62-62,5........... | 0,0 | 0,7 | 0,9 | 0,0 | 0,0 |

On voit que, sauf quelques *maxima*, la moyenne des assassins ne vient qu'après celle des domestiques.

*Indice céphalique.* — Dans une étude récente sur l'*Uomo deliquente*, Lombroso, au milieu de considérations d'ailleurs fort justes et sur lesquelles je reviendrai au sujet des criminels, dit qu'on constate chez eux une *réduction* de la capacité crânienne. On a vu tout à l'heure que, d'après ma série du moins, c'est le contraire qui est vrai. Selon lui encore, les criminels sont *microcéphales* et *brachycéphales*.

Or, aucun des assassins de ma série n'est microcéphale, puisque la capacité crânienne ne descend pas même à 1300 ; quant à la brachycéphalie elle n'appartient qu'à 13,93 pour 100 d'entre eux.

L'indice moyen est de 78,23, ce qui les place dans la mésaticéphalie, mais plus près de la dolichocéphalie que ne sont les crânes du cimetière de l'Ouest (79,14), même les crânes des Innocents (78,94), même ceux de la Cité (78,58). Ils viennent après les Mérovingiens (77,01). Par ce caractère les assassins font donc encore un pas en arrière, et leur crâne, loin d'être brachycéphale, comme le veut Lombroso, se rapproche davantage que les crânes contemporains et même que ceux du moyen âge, de la dolichocéphalie des époques antérieures.

A en juger par les résultats de cette série, le crâne des assassins aurait en somme plus de capacité cubique que le nôtre ; il aurait un peu plus de circonférence horizontale, et encore cette notion a-t-elle un correctif dans l'examen de la mise en série ; il se rapprocherait davantage de la dolichocéphalie, tout en restant dans la mésaticéphalie.

Examinons maintenant les diverses régions du crâne, dont la topographie nous est, aujourd'hui, assez connue dans ses rapports avec la topographie cérébrale, pour que, examinant l'un, il nous soit permis de tirer des conclusions relatives à l'autre.

J'examinerai successivement les régions : sous-cérébrale, frontale, pariétale, occipitale.

*Région sous-cérébrale.* — Ce qui frappe au premier abord, sur ces têtes d'assassins, c'est le développement considérable des bosses sourcilières ; — le frontal présente, à leur niveau, un renflement, où s'exagèrent les caractères habituels du sexe masculin.

Les phrénologistes, dont la tendance était meilleure que les résultats qu'ils ont obtenus et que ceux-ci ne pouvaient être, puisqu'il manquait à leurs observations une base anatomique, n'ont pas vu, dans le développement de cette partie du crâne, ce qu'y voit le vulgaire et ce qu'il exprime en disant des personnes qui présentent cette conformation, qu'elles ont *l'air dur*. Ils ne pouvaient pas néanmoins laisser échapper dans leurs descriptions toute une série d'individus à arcades sourcilières saillantes qu'ils avaient dû rencontrer : Gall plaçait en ce point *le sens des lieux ;* mais précisant davantage, il remarque qu'il a vu souvent cette saillie développée chez les personnes d'humeur nomade, changeante, quelque peu incohérente. Il cite une femme, chez qui ce caractère était très développé, qui s'était échappée de chez son père, à l'âge de seize ans ; elle servait dans les auberges, mais elle ne demeurait, dans aucune, plus de six mois. Il serait aisé de trouver plus d'une affinité entre les personnes de ce caractère et les individus à vie aventureuse qui ont fini, par l'assassinat, sur l'échafaud, et l'on pourrait peut-être accorder avec Gall, un certain caractère d'excentricité, ou plutôt d'insubordination aux lois sociales, à la disposition anatomique qui m'occupe ; mais il est peut-être sage de ne faire qu'indiquer les considérations de cet ordre.

Pour rester dans l'étude des faits précis, il suffit de consulter le tableau n° 1, pour voir que la courbe sous-cérébrale est, chez les assassins, plus développée que dans aucune des séries mises en parallèle ; il faut remonter jusqu'à Solutré pour trouver, je ne dis pas l'équivalent, mais un chiffre voisin, chiffre 2,63.

Ce serait toutefois se placer dans des conditions défectueuses de comparaison, que de rapprocher simplement les chiffres qui expriment la grandeur absolue de la région mesurée, mais non sa grandeur proportionnelle au crâne tout entier. Il est bien clair que chacune des mesures partielles du crâne, la courbe sous-cérébrale antéro-postérieure qui nous occupe, par exemple, pourrait, quoique absolument plus considérable, être relativement plus petite que dans certaines races, si la courbe totale antéro-postérieure des assassins était plus grande que dans ces races.

Le tableau n° 2 répond à ces considérations, en montrant, pour chacune des régions que nous allons étudier, non plus le chiffre absolu qui exprime sa mesure, mais celui qui exprime son rapport à la courbe totale à laquelle elle appartient, la courbe antéro-postérieure supposée égale à 100.

On voit alors que la courbe antéro-postérieure totale étant 100, la courbe sous-cérébrale est chez les assassins 7,32, rapport supérieur à celui qui se présente dans toutes les races étudiées ici, et qui n'est approché que par le rapport qu'affecte la même région chez les Mérovingiens.

C'est vraisemblablement à la saillie considérable que forme le frontal à sa partie inférieure, saillie qui augmente le diamètre antéro-postérieur maximum, qu'est due, au moins en partie, la tendance à la dolichocéphalie que nous avons constatée.

*Courbe frontale.* — On saisit toute l'importance que présente l'étude de cette courbe, chez les assassins ; c'est elle qui va nous donner la valeur de ce cerveau considérable que nous leur avons trouvé, et nous mener à cette conclusion consolante, qu'un homme est d'autant plus volontiers criminel, qu'il est moins intelligent.

Le tableau n° 1 démontre que, tandis que toutes les races de toutes les époques (dans notre pays) ont plus de 100 millimètres, chiffre absolu affecté à la courbe cérébrale ; que, tandis qu'au cimetière de l'Ouest, qui représente l'époque moderne, ce chiffre s'élève à 110,9, les assassins n'ont pas en moyenne ces 110 millimètres ; ils n'ont même pas 100. Ils ne s'élèvent qu'à 99,8.

Jusqu'ici, par plus d'un caractère, nous avons été amené à parler des races préhistoriques, comme d'un terme voisin de comparaison ; ici, nous sommes descendu à une limite inférieure moyenne, qu'aucune race n'a atteinte chez nous.

Si nous voulons comparer cette région frontale, intellectuelle par excellence, à la courbe totale à laquelle elle appartient (tableau n° 2), nous voyons que cette dernière étant 100, la courbe frontale n'est que de 26,92 chez les assassins, alors qu'elle dépasse 29 au moyen âge et dans les temps modernes ; qu'elle oscille entre 27 et 28 pour 100 aux époques proto- et préhistoriques.

Ces résultats mathématiques concordent parfaitement, j'ai hâte de le dire, avec ce que l'observation biologique des criminels, *en action*, avait appris aux médecins qui se sont occupés d'eux, à un point de vue philosophique, notamment aux médecins anglais. Le Dr Nicholson a donc raison de regarder l'infériorité mentale comme la caractéristique des criminels. « Leur intelligence, dit-il, n'est pas de force à lutter contre leur impulsion. »

Ce que nous venons de voir confirme cette phrase, que lui avait dictée leur fréquentation dans les prisons. « On peut reconnaître les criminels à leurs signes physiques et à leur physionomie. » Et cette autre : « L'obtusion de ses idées (il s'agit du criminel) l'empêche de s'intéresser à un but utile. Ses volontés se traduisent par des coups de tête, et l'égoïsme est à peu près son seul mobile. »

Résumant son expérience sur ce sujet, il ajoute enfin : « Le penchant au crime est le signe le plus inférieur de l'intégrité mentale. » Nous aurons à nous entendre, tout à l'heure, sur le mot *intégrité*, et à en amoindrir sans doute la valeur, lorsque nous examinerons le côté pathologique de la question.

La plupart des médecins des prisons d'Angleterre ont été conduits par leurs observations aux mêmes résultats que Nicholson. Pour Laycock, « presque tous les criminels sont moralement imbéciles ». La même idée est exprimée par Maudsley qui leur trouve à tous « des caractères d'infériorité mentale » et les a trouvés le plus souvent « stupides, fainéants, rechignés ».

Il importe, bien entendu, de faire une distinction, et tous les auteurs que je viens de citer l'ont faite, entre le criminel accidentel, qui se voyant à tort ou à raison outragé dans son honneur, commet un meurtre, et le criminel *vrai*, le criminel qui ne *vit* en réalité que pour et par le crime. Tous les assassins qui constituent cette série, appartiennent à cette dernière catégorie, la seule qui m'occupe par conséquent.

*Demi-circonférence horizontale antérieure.* — L'état de la courbe frontale vient de nous renseigner sur la valeur intellectuelle de la *moyenne* des criminels; il nous reste une importante enquête à faire dans le même sens, au sujet du rapport entre la moitié antérieure de la circonférence horizontale du crâne et cette circonférence tout entière. Nous supposons cette dernière (tableau n° 2) égale à 100; or, ici les chiffres parlent d'une manière précise.

Cette demi-circonférence antérieure croît progressivement de 45 à plus de 48 pour 100 de la circonférence totale, depuis la caverne de l'Homme-Mort jusqu'à nos jours. On pouvait bien s'y attendre; on le savait même déjà, et c'est là un résultat forcé du progrès qui, à la fois cause et effet, en résulte lui-même. Chez les assassins, la demi-circonférence horizontale antérieure n'est plus que de 44,75 pour 100.

Ainsi donc ce grand cerveau des assassins n'est pas frontal; il est pariéto-occipital.

Voyons ce que va nous donner l'étude de ces deux régions : la courbe frontale diminuant chez les assassins, on doit s'attendre, sans crainte d'erreur, à les voir croître l'une ou l'autre, comme l'a déjà fait la courbe sous-cérébrale; mais quelle est la région qui bénéficiera de la différence? la région pariétale ou la région occipitale?

*Courbe pariétale.* — Lorsque, dans le tableau n° 2, on examine quel est le rapport de la courbe pariétale antéro-postérieure à la courbe totale, on voit qu'il est chez les assassins comme 34,41 est à 100 : rapport plus considérable que sur les crânes du moyen âge et des temps modernes; rapport très semblable à celui qui existe chez les Mérovingiens; très semblable à celui que l'on rencontre à l'époque de la pierre polie, et inférieur à celui de la caverne de l'Homme-Mort.

Si une progression décroissante a donc, comme les chiffres semblent l'indiquer, diminué successivement la région pariétale, depuis ces époques reculées, évidemment au profit de la région frontale qui augmentait, les assassins semblent remonter le courant du progrès : le déficit énorme présenté par leur courbe frontale agit au profit de la région sous-cérébrale et de la région pariétale. Au point de vue du volume du cerveau, cette augmentation de la courbe pariétale doit seule nous occuper.

Si, tout à l'heure, nous pouvions conclure, sans témérité, du peu de développement de la région frontale au faible développement de la substance cérébrale sous-jacente, la même induction est ici non moins légitime, et nous pouvons penser que le développement du cerveau se fait surtout au profit des parties de l'encéphale sous-jacentes à la région pariétale.

Or, cette partie de l'encéphale nous intéresse ici particulièrement : c'est environ sur le milieu de la suture sagittale que se trouvent les centres moteurs, à la partie supérieure des circonvolutions frontale et pariétale ascendantes ; c'est là que se trouve le lobule paracentral, avec ses cellules géantes de Diéters, lobule que Mierzeyewski a vu atrophié chez un microcéphale *apathique*, hypertrophié au contraire chez les *agités.*

Lorsqu'on voit ce siège du mouvement volontaire des bras et jambes, ce siège de la force agissante, développé chez les habitants de la caverne de l'Homme-Mort (courbe pariétale 35,64), à une époque où la force devait, plus qu'en aucun temps, régner en souveraine, et où ceux-là seuls ont pu vivre longtemps et nous laisser leurs crânes assez durcis par les progrès de l'âge pour que nous les retrouvions aujourd'hui, qui ont eu la puissance des bras et la rapidité de l'action offensive ou défensive ; lorsqu'on voit ce même point s'affaisser à mesure que l'adoucissement des mœurs tolère une moins grande activité motrice, il est bien permis de noter la coïncidence qui frappe les yeux, entre le développement quasi-préhistorique de la région pariétale chez les assassins et leur brutalité sauvage. Moins de région frontale et plus de région pariétale ; moins de réflexion et plus d'action ; n'est-ce pas là la caractéristique de l'homme préhistorique et de l'assassin moderne. J'aurai de nouveaux développements à donner à ces considérations, lorsque je m'occuperai de la partie anatomo-pathologique de ce travail.

*Courbe occipitale.* — On s'attend généralement, en vertu d'une convention, à trouver la région occipitale développée chez les assassins. Le Dr Kelp l'a trouvée fréquemment développée chez les aliénés. Il n'en est pas de même chez la *moyenne* de nos assassins.

Chez un certain nombre d'assassins, cette région est, il est vrai, très développée : son maximum absolu est de 14 centimètres ; un autre sujet me donne 13 cent. 10 ; mais lorsqu'on compare cette courbe occipitale à la courbe horizontale totale, il se trouve que ce ne sont précisément pas ces occipitaux volumineux qui présentent le rapport le plus considérable : l'occipital qui mesure chez un de nos assassins 13,10 n'est à la courbe antéro-postérieure totale que ce que 32,66 est à 100 ; l'occipital de 14 centimètres est à la courbe totale antéro-postérieure comme 37,84 est à 100. La moyenne absolue de l'occipital des assassins est de 11,72 et son rapport moyen à la courbe antéro-postérieure totale supposée égale à 100 est 31,35, chiffre inférieur, de peu, il est vrai, mais inférieur, à celui qui exprime le même rapport dans toutes les séries que j'ai étudiées, sauf dans la série de Solutré.

Si donc quelques sujets m'ont présenté une saillie manifeste de l'occipital, c'est là un fait exceptionnel, pathologique, qui ne suffit pas à élever la moyenne au niveau même du chiffre correspondant dans les diverses races.

On ne saurait donc soutenir que l'occipital est développé chez les assassins.

Nous avons été amené à conclure que le plus grand développement de l'encéphale chez les criminels portait surtout sur la région pariétale ; mais cette donnée est encore insuffisante : un crâne peut augmenter son cube, soit en accroissant sa hauteur verticale, soit en augmentant sa largeur transversale.

Les quelques mesures qui suivent nous renseigneront à cet égard.

*Hauteur verticale. — Indice vertical.* — La hauteur est un peu plus grande chez les assassins que dans la deuxième série des Auvergnats de Saint-Nectaire, que j'ai mesurée au Laboratoire d'anthropologie.

Alors que chez 84 Auvergnats la moyenne de la hauteur verticale est 130$^{mm}$,42, elle est de 135$^{mm}$,95 chez les assassins ; la différence est, il est vrai, peu considérable, mais il ne faut pas oublier qu'il suffit d'une augmentation peu considérable, dans un des diamètres du crâne, pour augmenter son cube d'une façon beaucoup plus sensible qu'on l'eût pensé à première vue.

L'indice vertical nous renseignera d'ailleurs plus exactement.

L'indice vertical est, on le sait, l'expression du rapport entre le diamètre vertical et le diamètre transverse antéro-postérieur.

Pour une hauteur verticale égale, l'indice sera d'autant plus faible que le crâne s'approchera davantage de la dolichocéphalie, d'autant plus fort que le crâne sera plus brachycéphale. — Voici quelques indices comparés à celui des assassins :

| | |
|---|---|
| Homme-Mort | 68,9 |
| Parisiens modernes | 72,2 |
| Auvergnats | 73,6 |
| Nègres d'Afrique | 73,4 |
| Assassins | 73,94 |

La dolichocéphalie de l'Homme-Mort est évidemment cause de la petitesse de l'indice, et la brachycéphalie des Auvergnats contribue au contraire à leur donner un indice vertical élevé. — Il en est tout autrement chez les nègres d'Afrique, qui, dolicocéphales, auraient un indice petit, si leur diamètre vertical n'était absolument grand.

Les assassins étant plus rapprochés de la dolichocéphalie que les Parisiens modernes, devraient avoir, si leur diamètre vertical était égal à celui des Parisiens, un indice plus petit qu'eux. Bien que plus dolicocéphales qu'eux, ils ont un indice plus fort (73,94 au lieu de 72,2) ; il est donc permis de conclure : que la hanteur verticale du crâne est augmentée chez les assassins.

L'indice stéphanique et l'indice frontal nous renseigneront maintenant sur les dimensions relatives du crâne des assassins dans le sens transversal.

*Indice stéphanique.* — Cet indice exprime le rapport entre le diamètre transverse stéphanique ou diamètre supérieur du front et la largeur frontale minima ou inférieure. Deux causes peuvent élever cet indice : 1° l'augmentation du minimum ; 2° la diminution du maximum. — Chez les assassins cet indice s'élève, témoin le tableau n° 1, où l'on voit l'indice 79 et au delà, de l'époque préhistorique, devenir, 73,71 chez les Mérovingiens, 82,96 chez les Parisiens modernes et 83,36 chez les assassins.

La cause de cet indice élevé est-elle la diminution du frontal supérieur ou l'augmentation du frontal inférieur ? C'est ce que les chiffres peuvent nous apprendre.

La moyenne du diamètre frontal maximum ou stéphanique est, chez les Parisiens modernes, de $121^{mm}$,7, et chez les assassins de $119^{mm}$,36 ; la largeur maxima du front est donc moins grande chez les assassins ; on devait s'y attendre, et l'accroissement du cerveau ne se fait pas de côté, nous l'avons déjà vu.

Quant au diamètre inférieur ou minimum, il est de 100,0 chez les Parisiens modernes et de 101,2 chez les assassins. Diamètre que je nommerai volontiers *non intellectuel*, il augmente, tandis que le diamètre supérieur, qui donne la mesure du front, importante dans le fonctionnement cérébral, diminue.

Nous comprenons maintenant pourquoi l'indice stéphanique augmente, et nous apprécions quelle est dans ce cas particulier la valeur de cette augmentation.

*Indice frontal.* — Nous avons vu, en étudiant le diamètre vertical et l'indice vertical, que le développement du cerveau des assassins avait lieu dans le sens vertical ; l'étude du diamètre stéphanique et celle de l'indice de ce nom nous ont montré que le développement transversal n'avait pas lieu, du moins en avant : voyons s'il a lieu à la région pariétale. Si nous sommes encore conduit à un résultat négatif, il nous faudra conclure que le grand volume du cerveau des assassins tient plutôt à une augmentation verticale qu'à une augmentation transversale.

L'indice frontal exprime le rapport entre le diamè-mètre frontal minimum et le diamètre transverse maximum.

Nous savons déjà que le diamètre frontal minimum est plus grand chez les assassins, que chez les Parisiens modernes (101,2 au lieu de 100,0). — Apprécions maintenant le diamètre transverse maximum.

L'indice céphalique des assassins, moins élevé que celui des Parisiens, nous laisse encore hésiter entre deux conditions possibles : allongement du diamètre antéro-postérieur, ou raccourcissement du diamètre transverse chez les assassins. Les chiffres nous montrent que l'indice céphalique faible est dû au rétrécissement transversal, plus encore qu'à l'allongement antéro-postérieur. — Le diamètre antéro-postérieur est en effet de 182,7 chez les Parisiens, et de 183,85 chez les assassins : différence en plus, $1^{mm}$,15, soit 0,62 pour 100 du diamètre antéro-postérieur des Parisiens.

Le diamètre transverse maximum des Parisiens est de $145^{mm}$,2, celui des assassins 143,82 ; différence en moins, $1^{mm}$, 38, soit 0,95 pour 100 du diamètre transverse maximum des Parisiens.

On voit que si les assassins ont la tête plus allongée que les Parisiens modernes, cela tient moins au développement antéro-postérieur qu'à une réduction transversale.

Nous pouvons maintenant apprécier les éléments de l'indice frontal ou du rapport entre le diamètre frontal minimum accru et le diamètre transverse maximum amoindri, chez les assassins, comparés aux Parisiens modernes. Cet indice est de 70,36.

| | |
|---|---|
| Parisiens | 68,0 |
| Auvergnats | 66,6 |
| Bas-Bretons | 67,6 |

Ce que j'ai dit plus haut explique suffisamment ce chiffre considérable de 70,36. Il est dû surtout à l'affaissement pariétal, de même que c'est au renflement des pariétaux, à la largeur, en d'autres termes, du diamètre transverse, qu'est dû le faible indice frontal des Auvergnats.

Je ne puis séparer de l'étude successive que je viens de faire des principales régions du crâne l'état de la suture frontale, élimination faite des cas pathologiques, dont je m'occuperai tout à l'heure. Toutes les fois que la suture frontale était à peine festonnée ou nullement festonnée, elle est notée *simple.* Or cette simplicité a été notée 9 fois, soit 25 p. 100 sur 36 crânes ; je dis 36, car il n'y avait pas lieu d'éliminer ici deux femmes qui ne figurent pas, au contraire, dans nos mesures crâniométriques exécutées sur près de 34 crânes d'hommes seulement.

*Résumé.* — Il résulte, en somme, de cette étude anthropométrique, que le cube crânien des assassins est considérable ; ils sont mésaticéphales comme les Parisiens modernes, mais plus rapprochés qu'eux de la dolichocéphalie. L'étude successive et d'avant en arrière des diverses régions crâniennes, médianes, montre que la courbe *sous-cérébrale* est extrêmement développée, fait qui, joint au volume considérable du crâne, les rapproche morphologiquement des crânes de l'époque préhistorique dans notre pays.

La *courbe frontale* est considérablement réduite ; elle est réduite comme dans certaines races préhistoriques, mais plus que dans aucune d'elles. La *simplicité* de la suture frontale n'a d'égale que celle qu'on observe dans les races inférieures actuelles.

La *petitesse* de la *demi-circonférence antérieure et horizontale* confirme ce que font prévoir la brièveté de la courbe frontale et la simplicité de la suture frontale. La longueur de cet arc de cercle est réduite, comme dans les races préhistoriques, mais plus que dans aucune d'entre elles.

La courbe *pariétale* antéro-postérieure est augmentée ; le chiffre qui l'exprime se place à côté de celui qui exprime la même mesure à l'époque de la pierre polie, mais au-dessous du même chiffre, étudié sur les crânes de la caverne de l'Homme-Mort ; fait important quand on se rappelle que la région pariétale, sur sa ligne médiane, est le siège des centres moteurs et des cellules géantes.

C'est en hauteur et en longueur, mais non en largeur, que se fait le développement considérable du crâne chez les assassins.

De ces mesures il est permis de conclure que la moyenne des assassins présente une infériorité intellectuelle notable ; ce défaut d'intelligence doit être chez eux d'autant plus sensible que la tendance à l'*action* motrice, à l'activité, à l'excitation, semble plus considérable.

Je me contenterai de déduire de ces faits : que les assassins que j'ai étudiés sont nés avec des caractères qui étaient propres aux races préhistoriques, caractères qui ont disparu chez les races actuelles, et qui reviennent chez eux par une sorte d'*atavisme*.

Le criminel ainsi compris est un anachronisme, un sauvage en pays civilisé, une sorte de monstre, et quelque chose de comparable à un animal qui, né de parents depuis longtemps domestiques, apprivoisés, habitués au travail, apparaîtrait brusquement avec la sauvagerie indomptable de ses premiers ancêtres. On voit parmi les animaux domestiques des exemples de ce genre : ces animaux *rétifs*, indomptables, insoumis, ce sont les criminels.

Évoquons par la pensée un de nos ancêtres préhistoriques et introduisons-le dans les rangs serrés et hiérarchisés de notre ordre social ; ce sera un criminel. — Le criminel actuel est venu trop tard : — plus d'un, à l'époque préhistorique, eût été un chef respecté de sa tribu.

Lorsque plus tard nous étudierons le dossier de certains criminels qui figurent dans ce travail, nous serons frappés de trouver en eux des superstitions, des faiblesses, des puérilités qu'on voit encore s'allier avec la plus grossière bestialité chez les sauvages.

On pourrait donc presque dire, avec le docteur Nicholson, qu' « on naît assassin », si la partie pathologique de ce travail n'était appelée à nous montrer qu'on peut le *devenir*.

TABLEAU N° 1

*Mesures absolues.*

| | Courbe sous-cérébrale. | Courbe frontale | Courbe pariétale. | Courbe occipitale. | Courbe horizontale totale. | Cube | Indice céphalique. | Indice stépha-nique. |
|---|---|---|---|---|---|---|---|---|
| Homme-Mort | 1,85 | 11,27 | 13,62 | 12,23 | 52,57 | **1606,50** | 71,50 | 79,98 |
| Solutré ..... | **2,32** | 10,98 | 13,15 | 12,04 | 53,53 | 1615 | » | 81,43 |
| Pierre polie. | 2,12 | 10,85 | 13,06 | **11,96** | » | 1564 | 77,80 | 79,23 |
| Id. de Baye | 2,25 | 10,52 | **12,74** | 11,42 | 51,35 | 1539,64 | 77,85 | » |
| Dolmens .... | 2,04 | 11,21 | 13,30 | 12,52 | » | » | 75,68 | » |
| Mérovingiens | 2,41 | **10,40** | 13,06 | 11,99 | **52,35** | 1521,73 | 77,01 | 73,71 |
| Cité ........ | 1,84 | 10,86 | 12,44 | 11,62 | 51,68 | 1334 | **78.58** | » |
| Innocents ... | 1,75 | 10,94 | 12,42 | 11,60 | 51,18 | 1399,55 | 78,94 | » |
| Ouest....... | 1,87 | 11,09 | 12,73 | 11,88 | 52.21 | 1629 | 79.14 | **82,96** |
| Assassins ... | **2,63** | **9,93** | **12,75** | **11,72** | **52,39** | **1547,91** | **78,23** | **83,36** |

TABLEAU N° 2

*Mesures relatives partielles ou comparées, les quatre premières à la courbe antéro-postérieure totale = 100 ; la dernière à la circonférence horizontale totale = 100*

| | Courbe sous-cérébrale. | Courbe frontale. | Courbe pariétale. | Courbe occipitale. | Courbe horizontale antérieure. |
|---|---|---|---|---|---|
| Homme-Mort............ | 4,59 | 28,64 | 35,64 | **31,14** | 45,31 |
| Solutré................. | 4,91 | 27,64 | 33,64 | 33,84 | 45,90 |
| Pierre polie............ | 5,62 | 28,57 | 34,24 | 31,51 | » |
| d. de Baye ........ | 6,18 | 28,03 | **34,41** | 31,90 | 46,02 |
| Dolmens................ | 5,51 | 28,60 | 34,02 | 31,90 | 47,33 |
| Mérovingiens.. ......... | **6.38** | 27,57 | **34,43** | 31,77 | » |
| Cité.................... | 4,99 | 29,48 | 33,85 | 31,60 | 46,77 |
| Innocents,........... .... | 4,80 | 29,90 | 33,74 | 31,56 | 46,84 |
| Ouest ................. | 5,16 | 29,66 | 33,39 | 31,79 | 48,30 |
| Assassins.............. | **7,32** | **26,92** | **34 41** | **31,35** | **44.75** |

## II

### Caractères pathologiques.

Dans une étude du genre de celle-ci, il n'est pas toujours aisé de discerner le fait *pathologique* du fait simplement *anormal*. J'ai donc dû, entre les crânes absolument normaux et les crânes très franchement pathologiques, mettre une série de crânes qui n'appartiennent ni à la première ni à la seconde catégorie — les crânes anormaux.

| | | |
|---|---|---|
| Crânes normaux................. | 3 soit | 8,33 0/0 |
| Crânes anormaux, mais non franchement pathologiques........ | 12 soit | 33,33 0/0 |
| Crânes pathologiques............ | 31 soit | 58,53 0/0 |
| | | 99,99 |

Il est bien entendu que je n'ai pas éliminé, comme tout à l'heure, les deux femmes qui figurent dans la série, le sexe n'ayant plus rien à faire avec l'étude pathologique que je me proposais. Les lésions pathologiques sont multiples. — Je n'en ai pas relevé moins de 101 qui, répartis sur 21 crânes, feraient une moyenne de 3,80 lésions par crâne.

### A. CARACTÈRES ANORMAUX.

*Asymétrie.* — L'asymétrie du crâne a été regardée comme une caractéristique de la tête du criminel ; — l'examen de cette série ne confirmerait pas cette manière de voir. Je ne l'ai rencontrée prononcée que quatre fois (11,11 pour 100). — Un seul crâne m'a présenté de l'asymétrie faciale, caractère qui a été donné comme propre à l'épilepsie.

*Saillie de l'occipital.* — J'ai montré tout à l'heure que la courbe médiane occipitale était plutôt moins convexe chez les assassins que dans les séries que j'ai étudiées. Il faut bien s'incliner devant les chiffres qu'on a pu voir dans le tableau n° 1, et, d'un autre côté, il est difficile de ne pas être frappé de la saillie apparente de l'occipital sur un certain nombre de ces têtes de criminels.

L'explication de cette différence entre les résultats des mensurations et ceux de l'examen pittoresque, réside dans la forme spéciale qu'affecte, sur un grand nombre de ces têtes, l'écaille occipitale. — Tout en présentant une longueur antéro-postérieure peu considérable de 11c,72 en moyenne, elle est plus arquée qu'à l'état normal et forme, à la partie postérieure, un angle saillant plus ou moins aigu, qui induit l'œil en erreur.

Cela est si vrai que, sur 13 crânes où j'ai noté, obéissant à une impression pittoresque, *saillie de l'occipital*, on trouve un occipital de 10,5 et un seul de 14. — La moyenne, pour ces 13 crânes, est 12,04, c'est-à-dire supérieure de 1,32 seulement, à la moyenne de 5,36 crânes.

L'expression *saillie de l'occipital* n'est donc vraie que pour environ 36 pour 100 des crânes d'assassins; mais elle n'est vraie qu'à titre *descriptif* et n'impliquera pas une plus grande longueur antéro-postérieure de l'écaille. Il y a mieux, la plus grande capacité étant celle que circonscrit une ligne courbe, on peut penser que les crânes à occipital pointu, formant un angle saillant en arrière, présentent, pour la partie occipitale, un cube moins considérable que les autres. C'est probablement à une conformation *angulaire* de l'occipital que Kelp a fait allusion, lorsqu'il dit avoir été frappé, chez les aliénés, de la fréquence des cas dans lesquels l'écaille de l'occipital fait au dehors une saillie.

Il a vu cette conformation :

| | |
|---|---|
| Sur 126 fous........................ | 55 hommes.<br>71 femmes. |
| 24 fois........................ | 11 hommes.<br>13 femmes. |

Sur ces 24, il en a compté 11 mélancoliques et 11 sous le coup d'une hérédité avérée.

Pour le moment, on voit que je n'ai regardé cette conformation ni comme un phénomène normal, ni, bien que j'aie pu m'y croire autorisé, comme un phénomène pathologique. On a vu, en tout cas, que la moyenne occipitale de cette série anormale ne diffère pas énormément de la moyenne de la série totale.

La *saillie du frontal* est beaucoup moins fréquente. Je ne l'ai notée que trois fois.

Chez ces individus, la courbe frontale n'était que de 10,5 dans deux cas, c'est-à-dire, n'atteignait pas même la moyenne du cimetière de l'Ouest, ni même celle des Innocents et de la Cité ; le troisième avait 14, chiffre considérable. — Cette saillie, évidemment pathologique, était due, sans doute, à l'hydrocéphalie.

Ne pensant pas devoir insister sur certains autres faits anormaux sans valeur collective, j'arrive de suite aux lésions franchement pathologiques.

### *B.* CARACTÈRES PATHOLOGIQUES.

*Lésions des sutures.* — Je ne reparle pas ici de la simplicité de la suture *frontale* déjà notée et que rien ne m'autorise à regarder comme pathologique.

La *suture frontale* a éte trouvée *éburnée* chez 19,44 pour 100, soit 7 individus : l'un avait 64 ans, 3 autres 22-25-27 ans ; l'âge des 3 autres est inconnu, mais ne paraissait pas devoir être de beaucoup supérieur à celui des 3 derniers. On sait d'ailleurs que la suture frontale est celle qui, en Europe, s'oblitère le plus tardivement.

L'ossification prématurée de la suture frontale est un fait grave et qui dépose dans le même sens que les mensurations que j'ai effectuées sur cette région.

*Troubles d'ossification de la suture occipito-pariétale.* — Cette lésion se rencontre chez le quart exactement des assassins (25 pour 100). J'ai noté comme tels des cas de suture extrêmement compliquée, formant une bande festonnée sur un espace de 0,03 centimètres chez l'un, nombreux os wormiens : l'un de 5 centimètres de large sur 2 de haut, un autre de 0,02 centimètres de long sur 0,015 de large. Tous ces cas coïncident avec la *saillie de l'occipital* dont j'ai parlé ; il semble probable qu'une poussée excentrique, due peut-être à un épanchement, avait gêné la suture et nécessité ces sortes de ponts d'un os à l'autre, que représentent ces sutures compliquées.

*Éburnation de la sagittale.* — Cette lésion a été rencontrée sur 52,77 pour 100, — Sans doute, il faut se souvenir que l'ossification de la sagittale est un des premiers phénomènes d'ossification qui se présentent. Chez 5 sujets de 90 ans, Hamy a cependant trouvé la sagittale trois fois visible à la partie postérieure et une fois à la partie antérieure ; or, un seul des sujets qui font l'objet de cette étude avait 77 ans, les autres étaient jeunes, et le plus âgé avait 74 ans. Il s'agit d'ailleurs, ici, non seulement d'une disparition de la suture, mais d'une densification de l'os qui est devenu *éburné*.

*Éburnation totale.* — L'éburnation totale avec disparition totale et complète de toutes les sutures s'est présentée trois fois ; le plus âgé de ces 3 individus avait 65 ans.

*Lésions des os.* — Celles-ci sont fort importantes ; d'abord, elles ne sauraient soulever de doute sur leur nature, ensuite, la connexion des méninges avec les os du crâne est assez intime pour que le doute ne soit guère possible sur la lésion méningée qui devait accompagner la lésion osseuse. Une lésion revient souvent ; elle a été constatée chez 38,88 pour 100 : c'est l'*ostéoporose*.

Elle est caractérisée par un épaississement de l'os, qui est devenu d'un blanc mat, rugueux, et criblé, ainsi que le nom l'indique, d'une myriade de petits canalicules vasculaires dilatés qui dénotent l'activité de la circulation en ce point.

Constatée sur 14 crânes, elle occupait 13 fois le même siège ; la lésion s'étend à la façon d'un parallélogramme limité, en avant, à la suture coronale, en arrière, à la lambdoïde, et, de chaque côté, aux lignes d'insertion de l'aponévrose crânienne. Le maximum de la lésion correspond au centre médian, c'est-à-dire à la suture sagittale. L'activité parallèle de la circulation sur la face interne apparaissait 2 fois sous forme de petites concrétions osseuses, véritables stalagmites déposées par la circulation.

Quand on songe que c'est à ce niveau que siègent les centres moteurs, cette lésion prend une réelle importance, et le fait d'une circulation exagérée en ce point, chez les criminels, n'est pas sans conséquences intéressantes.

D'un autre côté, M. Voisin a noté chez certains aliénés une hyperthermie cérébrale constante, qui cédait, en même temps que les phénomènes vésaniques, à l'application d'un vésicatoire permanent à la nuque. Chez une de ses malades, la fluxion cérébrale était tellement intense, que malgré l'emploi des révulsifs, il ne put s'en rendre maître. Cette femme, *qui n'avait pas la fièvre*, avait au bregma une température de 38°; elle a succombé, et, à l'autopsie, on trouva « des *lésion congestives très intenses, localisées aux circonvolutions pariétales des deux côtés, à leur partie la plus interne* ».

C'est précisément en ce point, région motrice, que j'ai rencontré la lésion osseuse, chez les criminels. — Le rapprochement me semble remarquable et digne des méditations des cliniciens.

Dans un cas, l'ostéoporose occupait un siège tout autre. Elle était limitée à toute la région saillante des arcades sourcillières.

*Déplacement des os.* — Chez une femme, le pariétal gauche chevauchait au-dessus du pariétal droit, sur lequel il semblait s'imbriquer, comme si une poussée latérale l'eût dévié.

Chez deux autres individus, la sagittale, d'ailleurs soudée, semblait former la crête aplatie d'une arête médiane, sorte de raphé de scaphocéphalie.

Chez un quatrième, c'était l'écaille occipitale qui semblait chevaucher au lambda, sur le bord postérieur des pariétaux. Ce genre de lésion s'est rencontré en tout chez 4 (11,11 pour 100).

*Perte de substances.* — Des lésions plus profondes avec perte de snbstance, ont été constatées chez 4 individus (11,11 pour 100).

Chez l'un le bord supérieur du pourtour de la cavité orbitaire manquait. Ce bord présentait, à ce niveau, une encoche profonde de près de 1 centimètre de large. Chez un autre, au niveau du lambda, sur le pariétal, existait une érosion profonde, irrégulière, à fond poreux, dont le pourtour était saillant, lisse et comme éburné.

Chez un troisième, le frontal était creusé, un peu au-dessus de la bosse frontale gauche, d'une gouttière qui, par sa forme et sa capacité, acceptait facilement le petit doigt. Le fond et les bords de cette gouttière, lisses, éburnés, rappelaient certaines lésions qui, sur le vivant, donnent lieu à la même sensation et qu'on attribue à la *trophonévrose*. — Un quatrième portait sur le devant du frontal et gagnant le bord supérieur de l'orbite, une ulcération osseuse, arrondie, d'aspect serpigineux, à bords arrondis et éburnés. Cette lésion présentait à un haut degré l'aspect syphilitique.

Telles sont les lésions constatées chez 48,33 pour 100 de ces assassins.

*Résumé*. — J'en ai dit assez à leur sujet pour montrer que chez plus de la moitié des criminels, on rencontre, sur les sutures et sur les os du crâne, des lésions qui doivent retentir sur les méninges, et qui doivent, par conséquent, avoir une influence réelle sur les manifestations intellectuelles.

Parmi ces lésions les plus fréquentes sont des troubles de l'évolution du crâne caractérisés, dans leurs traces, par l'asymétrie, la saillie de l'occipital ou du frontal et qui semblent s'être accompagnés d'un certain degré d'hydrocéphalie.

Des lésions portant sur les sutures, qui s'ossifient prématurément. Ces lésions portent sur la frontale, sur la suture lambdoïde, mais, plus fréquemment (52,77 pour 100), sur la sagittale. Parfois toutes les sutures sont prématurément soudées et le crâne ne forme, pour ainsi dire, qu'un seul bloc.

Les lésions des os ne sont pas rares, et parmi elles l'*ostéoporose* est fréquente (38,88 pour 100).

Presque constamment cette ostéoporose siège sur les pariétaux, de chaque côté de la suture sagittale.

Ce point d'élection de l'ostéoporose, joint aux troubles fréquents de l'ossification de la sagittale et à ce que nous avons vu dans la partie anthropologique de ce travail, enfin à ce que nous enseigne l'observation thermique des aliénés, nous montre que chez les criminels, comme chez les aliénés, il se fait un travail de phlogose et de nutrition exagérée dans la région pariétale et, particulièrement, au voisinage des centres moteurs.

Les os présentent parfois des lésions profondes, de véritables ulcérations. Dans plusieurs cas, les traces d'un travail correspondant, travail de vascularisation et d'hyperplasie osseuse, étaient visibles à l'intérieur du crâne.

Dans la première partie de ce travail, je comparais le criminel à un sauvage apparu, par atavisme, dans la société moderne ; on pouvait penser qu'il était *né criminel*, parce qu'il était *né sauvage ;* la partie pathologique qu'on vient de lire, nous montre que non seulement l'atavisme, mais les causes morbides elles-mêmes peuvent produire des criminels : on peut dire que ceux-là *deviennent* criminels.

Ces derniers appartiennent à la pathologie. Les recherches d'un autre ordre, exécutées par Bruce Thomson, lui ont montré que plus de la moitié des criminels meurent avant trente ans, que 1 sur 100 arrive à la vieillesse, enfin que rarement ils succombent avec une lésion unique.

Il ajoute que 12 pour 100 sont faibles d'esprit, imbéciles, suicides et épileptiques, *sans compter* ceux qui deviennent aliénés. Tandis que dans le pays de Galles, on compte 1 aliéné sur 432 individus, on y compte 1 aliéné sur 47 criminels.

Ce même auteur dépeint les criminels comme « scrofuleux, souvent difformes, la tête anguleuse (?) et mal conformée » ; est-ce à la scrofule, à la syphilis ou à l'alcoolisme qu'il faut rattacher les lésions osseuses qui sont constatées ? Peu importe. L'essentiel est d'avoir montré la part de la pathologie dans le crime. Cette part explique, en effet, celle de la thérapeutique et même, et surtout, celle de l'hygiène.

J'aborderai ce sujet dans mes conclusions.

Mais je crois qu'il ne sera pas sans intérêt, auparavant, de clore ces généralités par quelques exemples, et de les *illustrer*, en quelque sorte, par la biographie de quelques-uns de ces criminels mise en regard de l'examen de leurs crânes.

Nous serons alors conduit à des déductions plus

minutieuses et qui n'auraient pas eu leur raison d'être dans des généralités avant l'exposition des cas particuliers.

## OBSERVATION I

Bance, assassin, 28 ans, guillotiné le 7 avril 1852. Faiblesse intellectuelle, lésions osseuses, ossification prématurée des sutures.

*Dossier judiciaire.* — Garçon peu estimé. Mauvaise réputation. A subi déjà plusieurs condamnations.

Il s'était montré irrité du mariage d'un de ses oncles, et il accablait sa tante de ses brutalités. Il a fini par l'assassiner.

Sa culpabilité a été prouvée par le récit du jeune *enfant de son oncle*, qui, malgré son *intelligence très obtuse*, a pu rendre compte de la scène à laquelle il avait assisté.

Les journaux de l'époque le dépeignent comme « d'aspect pervers, inaccessible au remords ». Dans sa prison, il demanda, avec *insistance*, 48 *heures de liberté*, *afin*, disait-il, *d'aller assassiner trois personnes qu'il désignait par leur nom.*

Il portait au cou *une médaille de la Vierge*, qu'il ne voulut, à aucun prix, *consentir* à se laisser enlever, au moment de la toilette, ce qui ne l'empêchait pas de *repousser* très vivement l'*aumônier*, au moment de monter à l'échafaud.

| | | |
|---|---|---|
| Cube du crâne................ | 1370 | |
| Courbe sous-cérébrale......... | 8,37 | 0/0 de la courbe totale antéro-postér. |
| Courbe frontale.............. | 23,77 | |
| — pariétale............ | 36,36 | |
| — occipitale............ | 31,46 | |
| Demi-courbe horizontale antérieure.................... | 44,56 | de la courbe horizont. |

*Anatomie pathologique.* — Au frontal, une vaste plaie, creuse, arrondie, serpigineuse, d'apparence syphilitique. Les pariétaux sont éburnés; la suture sagittale ossifiée; l'occipital est scillant et semble avoir été repoussé en arrière. Les deux pariétaux présentent, de chaque côté de la suture sagittale, des plaques d'ostéoporose.

*Réflexions.* — On remarque le cube peu considérable de ce crâne notablement inférieur à la moyenne (1547) et très inférieur au chiffre du cimetière de l'Ouest (1529), les proportions considérables de la courbe sous-cérébrale, la petite dimension proportionnelle de la région pariétale et de la demi-circonférence antérieure. Quelle rôle a joué la congestion pariétale? Quel rôle la plaie du frontal a-t-elle eu dans la vie de cet homme? Je ne saurais le dire, mais on ne sait trop ce qui doit le plus étonner, de la bêtise ou du cynisme, dans la demande de ce prisonnier qui veut 48 heures pour assassiner, et de la superstition de ce gredin pour son fétiche. On peut se demander si l'hérédité indirecte n'a pas sa part dans le défaut d'intelligence constaté chez le neveu.

## OBSERVATION II

Lescarbelle, 21 ans, assassin, exécuté le 3 août 1829. Faiblesse intellectuelle, lésions pathologiques, hypérémie pariétale.

*Lescarbelle* avait été enfermé dans une maison centrale, pour *vols* et *coups*. Il s'y était lié avec un nommé *Pierrelle*, sur qui il semble avoir eu une influence funeste, et qu'il détermine à lui servir d'associé dans l'entreprise criminelle qui leur valut la peine de mort.

Cette entreprise consistait à assassiner un codétenu, qui *leur devait* 18 *sous*. L'un des deux complices avoua que le *motif réel de cet assassinat* avait été *de rompre la monotonie* de leur *existence* et de se faire transférer ailleurs.

Lescarbelle nie effrontément toute participation au crime.

| | | |
|---|---|---|
| Cube du crâne | 1665 | |
| Courbe sous-cérébrale | 6,41 0/0 | de la longueur antéro-post. totale. |
| Courbe frontale | 27,56 | |
| — pariétale | 35,25 | |
| — occipitale | 30,76 | |
| Demi-courbe horizontale antérieure | 44,15 | |

*Anatomie pathologique.* — Sutures assez compliquées. Scaphocépalie. avec deux deux dépressions en gouttière de chaque côté de la suture sagittale qui fait relief, sous forme de raphé médian. Grande asymétrie avec saillie de l'occipital droit et du frontal gauche.

## OBSERVATION II *bis*

### Pierrelle, 20 ans, exécuté le 3 août 1829. Faiblesse intellectuelle, prédominance pariétale.

Complice du précédent. C'est lui qui a tout avoué, disant pour toute excuse, qu'il avait obéi à Lescarbelle.

| | |
|---|---|
| Cube du crâne | 1365 |
| Courbe sous-cérébrale | 7,12 0/0 |
| — frontale | 25,64 |

| | |
|---|---|
| Courbe pariétale.......................... | 35,61 |
| — occipitale.......................... | 31,62 |
| Demi-courbe horizontale antérieure........ | 44,40 |

*Anatomie pathologique.* — Examen négatif. C'est un des crânes exempts de lésions et d'anomalies de cette série. Les sutures ne sont pas simples.

*Réflexions.* — Que voyons-nous dans cette association criminelle ? Deux êtres inférieurs, tous deux à prédominance pariétale (35), organes frontaux peu développés. Mais, d'un côté, *Lescarbelle*, celui qui a tout mené, qui était le *mâle* de ce couple, cube 1665 cent. cubes ; sa courbe frontale est moins inférieure que celle de son complice (27, 56 pour 100 au lieu de 25,64 pour 100), il porte des lésions pathologiques au niveau de la suture sagittale, lésions qui ont mis en action ce cerveau faible comme intelligence, mais violent. De l'autre côté, *Pierrelle*, celui qui a obéi, qui avoue tout, la *femelle*, cube 1365 seulement. Il n'a pas les lésions pathologiques qui déterminent la crise ; mais son cerveau, apte à l'action (courbe pariétale = 35,61), plus mal doué encore que celui de Lescarbelle sous le rapport de la courbe frontale (25 pour 100 au lieu de 27 pour 100), a cédé à une impulsion plus forte.

De pareils exemples ne sont pas rares. Dans les crimes à deux, on reconnaît souvent l'*incube* et le *succube*.

## OBSERVATION III

Lacenaire, 34 ans.

Intelligence inférieure, mobilité, prépondérance occipito-pariétale, ostéo-méningite.

Je n'ai pas à rappeler ici la biographie de ce trop célèbre assassin.

Le père de *Gaillard*, dit *Lacenaire, s'était ruiné dans des affaires hasardeuses*. Quant à lui, toute sa vie il fut *indiscipliné; changeant vingt fois de carrière et de direction; mobile, variable, étrange*. Tout se rencontre en cette existence : depuis la célébrité éphémère du journaliste, accrue par son duel avec le neveu de Benjamin Constant, jusqu'au vol d'un cabriolet, jusqu'au guet-apens, jusqu'à l'assassinat en Suisse et en France. Au milieu de tout cela, non pas la poésie à coup sûr, mais la versification facile, l'idée originale, bien rendue parfois, et par-dessus tout le besoin de *poser* pour une galerie.

Les journaux de l'époque le disent : petit de taille, d'apparence chétive, au teint bilieux, au front large. Il se montre cynique, vaniteux, fanfaron, emphatique, exalté.

| | |
|---|---|
| Cube du crâne | 1590 |
| Courbe sous-cérébrale | 6,75 0/0 |
| — frontale | 25,67 |
| — pariétale | 35,43 |
| — occipale | 32,43 |
| Demi-courbe horizontale antérieure | 44,23 |

*Anatomie pathologique.* — Ossification avec éburnation de la suture sagittale. Une forte érosion avec perte de substance, au voisinage du lambda. L'os est éburné tout autour.

A l'intérieur du crâne, qui est scié, traces d'ostéite, traces nombreuses de vascularisation, ostéoporose généralisée, avec production de sortes de stalagmites osseuses; asymétrie, par saillie de l'occipital gauche.

*Réflexions.* — Cet homme qui a eu cette satisfaction malsain de *faire parler de lui;* cet homme, que les bourgeois du temps prirent presque pour un littérateur, un artiste en son genre, avait, on le voit, malgré le volume assez considérable de son cerveau, des arcades sourcilières qui ne sont plus de notre temps, une courbe frontale inférieure même à la moyenne de celle des assassins, et une demi-circonférence antérieure également inférieure.

Ce n'étaient pas les facultés élevées qui enflaient ce cerveau, c'était l'*impulsion d'agir* (35, 13 pour 100 pour la région pariétale, comme à la caverne de l'Homme-Mort) ; la région occipitale était chez lui volumineuse, ce cerveau dégradé, ce cerveau qui n'eût même pas tenu son rang dans la lutte pour la vie, à l'époque préhistorique (V. tableau, n° 2), des troubles trophiques, accusés nettement par des lésions osseuses qui devaient intéresser les méninges, viennent le mettre en mouvement, l'inciter, lui imprimer une allure pour laquelle il n'est pas fait.

Ce vaniteux, cet emphatique, ne présente-t-il pas plus d'une lésion qui confine à la *paralysie générale?*

## OBSERVATION IV

Bloche, 34 ans, assassin, exécuté le 4 février 1839.

Intelligence peu élevée, mais avec certaines aptitudes, développement sous-cérébral et pariétal du crâne.

*Bloche* avait déjà subi plusieurs condamnations pour *fabrication de fausse monnaie*, pour plusieurs *tentatives de vol à main armée ;* après une série de vols audacieux, il avait assassiné, dans une maison, en plein jour, pour voler.

Fort, vigoureux, il était, paraît-il, *habile graveur*, *faux monnayeur expérimenté*. Il fabriquait avec de mauvais bouts de fer des scies pour lui précieuses.

Il s'est montré dans sa défense plus hardi, plus étrange qu'intelligent. Les témoins l'ayant vu, les uns tête nue, les autres avec une casquette, on lui avait pendant l'audience mis sur la tête, puis enlevé, à plusieurs reprises, sa casquette, qui figurait parmi les pièces à conviction.

Lorsque, après la lecture de son arrêt qu'il entendit sans sourciller, le président lui demanda, selon l'usage, ce qu'il avait à d re, voici ce qu'il trouva :

« Eh bien, maintenant que je suis condamné, on pourrait bien me rendre ma casquette. »

Devant l'échafaud il montra, dit la *Gazette des Tribunaux*, « une brutale impassibilité ».

| | |
|---|---|
| Cube du crâne.......................... | 1575 |
| Courbe sous-cérébrale.................... | 8,11 0/0 |
| — frontale........................ | 27,02 |
| — pariétale....................... | 35,13 |
| — occipale........................ | 29,73 |
| Demi-circonférence horizontale antérieure.. | 43,80 |

*Anatomie pathologique.* — Soudure déjà avancée de la suture sagittale. Lambda soudé. Grande asymétrie.

*Réflexions.* — Rien de pathologique ne peut être invoqué ici. On rapprochera cependant ces réponses étranges de la petite dimension (43,80) de la demi-circonférence antérieure ; les arcades sourcilières énormes, le grand volume pariétal, sont dignes d'appeler l'attention. Quoique cet homme fût évidemment peu intelligent, il est curieux cependant de rapprocher ses *aptitudes à la gravure*, aptitudes mal employées, de sa région frontale (27,02), qui, bien qu'inférieure à celle des Mérovingiens et de Solutré (tableau 2), est cependant supérieure à celle de la moyenne des assassins (26,92 pour 100). C'est avant tout un insoumis, un homme violent, qui n'a pas eu l'intelligence de comprendre la nécessité et les avantages de la soumission aux lois sociales.

## OBSERVATION V

Morel, 65 ans, assassin, exécuté le 5 août 1839. Caractère atavique du crâne, sclérose cérébrale (?), éburnation totale.

*Morel* était marchand des quatre saisons, il *battait* sa femme et passait pour un homme violent. Il était doué d'une grande force physique. Un jour il assassine une vieille dame, méfiante, qui passait pour avoir quelques économies, et qui, à part Morel, son marchand habituel, et quelques autres fournisseurs, ne laissait entrer personne chez elle.

| | |
|---|---|
| Cube du crâne | 1855 |
| Courbe sous-cérébrale | 5,66 0/0 |
| — frontale | 27,67 |
| — pariétale | 36,47 |
| — occipitale | 30,18 |
| Demi-circonférence horizontale antérieure | 47,05 0/0 |

*Anatomie pathologique.* — Aucune suture n'est visible, ce qui n'est pas en rapport avec l'âge de cet homme. Tous les os du crâne, dans toute leur étendue, sont éburnés, et le crâne forme un seul bloc énorme.

*Réflexions.* — Voici un homme qui, à l'inverse de presque tous les criminels que j'ai étudiés, avait une profession dont il avait vécu jusqu'à un certain âge déjà, et dans laquelle par conséquent il avait dû montrer certaines qualités intellectuelles.

Sa courbe frontale, 27,67 0/0, inférieure à celle de la moyenne de ses contemporains, est cependant supérieure à celle de la moyenne des assassins. Par ce caractère comme par les proportions de la demi-circonférence horizontale antérieure, il oscille entre la moyenne mérovingienne et la moyenne des dolmens. On peut en dire autant de la courbe sous-cérébrale ; en somme cet homme présente de l'atavisme morphologique. Comme tel il a pu faire ses affaires et être brutal ; mais on remarque autre chose : chez lui, le rapport 36,47 de la région pariétale dépasse ce que l'on voit même à la caverne de l'Homme-Mort.

Ce cube de 1855 est évidemment pathologique : on peut dire à coup sûr que l'ossification des sutures n'a pas arrêté le développement du cerveau ; elle s'est donc faite secondairement, et peut-être est-ce un même phénomène nutritif qui a produit la sclérose cérébrale (?), puis plus tard de l'éburnation des os du crâne, avec *prise en masse* de toutes les sutures.

## OBSERVATION VI

Lemarchand, 29 ans, assassin, exécuté le 15 juillet 1842.

Ossification précoce de la suture frontale. — Troubles d'ossification de la suture lambdoïde. — Ostéoporose pariétale.

*Lemarchand* est né à Dieppe. Tout enfant, il a été chassé par son père, pour *inconduite;* soldat, il a été, de régiment en régiment, envoyé aux chasseurs d'Afrique, où sa conduite a été « *déplorable* »*;* domestique, il a été renvoyé de toutes les maisons où il a servi. Il menaçait sans cesse ses camarades de les assassiner.

Enfin il assassine un jour un homme, pour lui prendre 16 francs et une montre.

Le journal de l'époque le dépeint « de taille haute, à la face anguleuse, d'apparence *alerte* et *nerveuse ;* au *teint basané, front étroit, déprimé*, aux *cheveux bas, bruns ; d'aspect hideux.* »

Il a écouté sa sentence en silence.

| | |
|---|---|
| Cube du crâne | 1420 |
| Courbe sous-cérébrale | 6,75 0/0 |
| — frontale | 27,27 0/0 |
| — pariétale | 28,57 |
| — occipitale | 37,84 |
| Demi-circonférence horizontale antérieure | 45,19 |

*Anatomie pathologique*. — Toute la partie moyenne de la suture frontale est complètement soudée. Un quadrilatère allongé d'ostéoporose se limite de chaque côté à la ligne d'insertion de l'aponévrose. Sur le milieu de ce quadrilatère, la suture sagittale semble avoir été projetée en haut; elle affecte la forme d'un toit; la scaphocéphalie est considérable. Au lambda, os wormien de 5 centimètres de large sur 2 de haut.

*Réflexions.* — On remarquera que rien dans la vie de cet homme ne dénote l'agitation, l'énergie. Il semble surtout paresseux et pervers : aussi la partie pariétale chez lui est peu développée ; la courbe frontale et la demi-circonférence horizontale l'élèveraient plutôt au-dessus de la moyenne des criminels. Mais le trouble pathologique semble avoir commencé chez lui de bonne heure : sans doute au moment où son père le chassait pour inconduite ; n'est-ce pas à l'évolution progressive d'un trouble pathologique que doit être rattachée cette ossification précoce de la suture frontale et ces troubles marqués dans la suture lambdoïde, avec projection de l'occipital en arrière, enfin cette plaque d'ostéoporose pariétale, lésion peut-être ultime, et à dater de laquelle le paresseux insoumis est *entré en action*, par suite de l'irritation des circonvolutions frontale et pariétale ascendantes et est devenu de mauvais sujet, *assassin.*

## OBSERVATION VII

Minder (dit Craft), 43 ans, assassin, exécuté le 18 août 1858.

Intelligence développée. — Hérédité criminelle. — Quelques caractères ataviques. — Désordre dans l'évolution cérébrale.

*Minder* et son complice *Pascal* (voir *VII bis*) ne me semblent pas rentrer dans les cas de la série des couples criminels, où l'un mène l'autre. Tous deux semblent avoir marché parallèlement, mais tous deux sont des exemples frappants d'*hérédité* dans le crime.

*Minder* avait subi, avant son dernier crime, plusieurs condamnations. Il s'était évadé du bagne. *Un de ses frères* et *son père*, âgé de 70 ans, étaient tous deux malfaiteurs ; enfin *deux autres de ses frères* avaient été précédemment condamnés à mort pour assassinat d'un gendarme.

Minder et son ami Pascal étaient les deux chefs également influents d'une bande de malfaiteurs, qui procédait méthodiquement, ne marchant que bien armée, *opérant* sur des points variés (depuis Lyon jusqu'à Caen), et ne s'aventurant jamais dans une expédition sans avoir pris, au préalable, l'empreinte exacte des serrures. C'étaient des stratégistes.

Minder était brun, maigre ; il avait les pommettes saillantes, l'œil vif et inquiet.

Il fit, lorsqu'on l'arrêta, une défense énergique, et l'on n'en put devenir maître qu'en lui liant les pieds et les mains.

A l'audience, il se montra fort adroit dans sa défense, mais arrogant et même gouailleur. Niant effrontément son crime, il s'écria : « Mais le Christ, aussi lui, a été condamné injustement ! » protestant d'ailleurs de son respect pour la police qu'il nomme pompeusement « le salut de la société ».

D'ailleurs il varie ses effets : après une longue tirade, il s'adoucit, répond le sourire aux lèvres, et d'un air calme et doux, conte, en français douteux, un long apologue, dont il est souvent difficile de saisir le sens.

Il charge tout le temps son compère et, dans toute l'affaire, semble préoccupé de deux choses : soutenir le rôle de beau parleur que la curiosité malsaine du public lui confère, et se disculper d'un témoignage qu'il regarde comme un outrage ! Un témoin parlant de lui dépose qu'il a vu un homme *mal mis* et que c'était l'accusé. « Moi, mal mis ! Monsieur le président, dit-il, on me calomnie! » Au moment de monter sur l'échafaud, il dit d'un ton emphatique: « Adieu, messieurs ! »

Certains scalpeurs de tête, dans les tribus du Nord-Amérique, ont quelque chose de cette emphase :

Voyons son crâne :

| | |
|---|---|
| Cube du crâne | 1652 |
| Courbe sous-cérébrale | 6,16 0/0 |
| — frontale | 29,45 |
| — pariétale | 32,87 |
| — occipitale | 31,50 |
| Demi-circonférence horizontale antérieure | 46,11 |

*Anatomie pathologique.* — Rien de pathologique ; on remarque de nombreux os wormiens au niveau de chaque stephan.

La suture pariéto-temporale est complètement disparue et éburnée des deux côtés.

La suture sagittale est soudée dans son tiers postérieur.

*Réflexions.* — La courbe frontale n'est pas celle des modernes; mais elle est encore celle des assassins ; elle est de très peu inférieure à celle de la Cité.

La courbe sous-cérébrale est celle des Mérovingiens.

L'étude du crâne dénote évidemment un *désordre* dans l'évolution cérébrale; mais ce qui apparaît le plus chez cet homme, à coup sûr doué d'intelligence, c'est l'*hérédité* dans *l'état de guerre ouverte avec la société*.

## OBSERVATION VII *bis*

Pascal, 40 ans, assassin, exécuté le 18 août 1858.

Intelligence assez développée. — Hérédité criminelle. — Quelques caractères ataviques. — Désordre dans l'évolution cérébrale.

*Pascal* est le complice de Minder. Lui aussi il a été condamné déjà (8 fois). Il a été condamné à 20 ans de travaux forcés; mais lui aussi s'est évadé. Dans toute sa vie, il s'est évadé trois fois.

Enfin, comme Minder, c'est un héréditaire : *deux* de ses *frères* ont été condamnés, l'un à 20 ans, l'autre à 10 ans de travaux forcés ; un *troisième* l'a été à perpétuité, pour *assassinat.*

On le dépeint comme grand, brun, « n'ayant rien de criminel dans la figure ».

Il se défendit quand on l'arrêta. A l'inverse de son complice, il avoua tout.

| | |
|---|---|
| Cube du crâne | 1770 |
| Courbe sous-cérébrale | 7,62 0/0 |
| — frontale | 30,43 |
| — pariétale | 32,91 |
| — occipitale | 31,65 |
| Demi-circonférence horizontale antérieure | 45,70 0/0 |

*Anatomie pathologique.* — Ossification du tiers postérieur de la suture sagittale. Nombreux os wormiens dans la suture pariéto-occipitale. La suture coronale est ossifiée des deux côtés, et de haut en bas à partir de stéphanion.

*Réflexions.* — L'*hérédité* est encore ici le caractère dominant.

## OBSERVATION VIII

Marie (Clovis), 33 ans, assassin, exécuté le 7 juin 1853. Faiblesse intellectuelle. — Atavisme. — Développement pariétal. — Influence d'un esprit supérieur au sien.

Voici encore deux complices : cette fois c'est bien le couple dont je parlais. — Marie (Clovis) a eu pour complice une femme, la femme Guillot (voir *VIII bis*) sa maîtresse ; mais dans l'association morale qui présida à l'accouplement criminel, la femme Guillot était bien l'élément mâle.

*Marie Clovis* était maçon ; il était devenu l'amant d'une femme Guillot, dont il tua le mari, de concert avec sa maîtresse. C'est elle qui l'a manifestement poussé au meurtre ; une première fois même le courage lui avait manqué pour exécuter les *ordres* reçus ; une seconde fois la femme le surveilla mieux.

| | | |
|---|---|---|
| Cube du crâne | | 1524 |
| Courbe | sous-cérébrale | 8,10 0/0 |
| — | frontale | 27,02 |
| — | pariétale | 35,13 |
| — | occipitale | 29,72 |
| Demi-circonférence horizontale antérieure | | 44,71 |

*Anatomie pathologique.* — Aucune suture n'est soudée, sauf en arrière et à gauche, où l'écaille du temporal est soudée à l'occipital, avec éburnation.

Suture de l'occipital compliquée, os nombreux ou wormiens. Saillie de l'occipital. Extrême simplicité de la suture frontale.

*Réflexions.* — Marie (Clovis) était évidemment un homme inintelligent (suture frontale simple). Sa courbe sous-cérébrale, bien que de 27, ne suffit pas à l'élever si haut que l'époque mérovingienne même; en revanche sa courbe sous-cérébrale est énorme et sa courbe pariétale tout à fait préhistorique.

Voilà un homme inintelligent, esprit faible à passions violentes, qui tombe dans les mains de la scélérate qui devait achever de pousser au crime ce cerveau déjà disposé par sa tendance pariétale, par sa faiblesse frontale et peut-être par quelques désordres peu connus de l'ossification.

## OBSERVATION VIII *bis*

Femme Guillot, 41 ans.

Intelligence faible, mais supérieure à celle de son complice. — Atavisme. — Développement pariétal.

Plus âgée de sept ans que son faible amant, la femme Guillot avait dans le pays une grande réputation de débauche.

C'est elle qui a proposé le coup ; c'est elle qui est allé chercher l'assassin, après avoir, avec intention, retardé le départ de son mari. C'est elle qui a dirigé la main.

| | |
|---|---|
| Cube du crâne | 1525 |
| Courbe sous-cérébrale | 5,40 |
| — frontale | 28,37 |
| — pariétale | 33,78 |
| — occipitale | 32,43 |
| Demi-circonférence horizontale antérieure | 45.09 |

*Anatomie pathologique*. — Simplicité de la suture frontale. Voussure de la saillie occipitale. Peu de lésions des os wormiens.

*Réflexions*. — Il suffit de voir quelle proportion plus que masculine atteint chez cette femme la courbe sous-cérébrale, quelle proportion masculine également atteint la courbe pariétale ; il suffit de voir le développement énorme, pour son sexe, de la courbe occipitale, pour classer cette femme parmi les cas d'atavisme.

Son intelligence était peu développée (simplicité de la suture frontale ; chiffre peu élevé de la courbe frontale); mais on voit que sous ces deux rapports elle était bien supérieure à son amant. Faible d'esprit, brutale et passionnée, elle était criminelle ; plus forte d'esprit que son complice prédisposé, elle l'avait fait criminel.

## OBSERVATION IX

Pierre Marie, 36 ans, assassin, exécuté le 28 juillet 1828. Faiblesse intellectuelle, développement occipital, ostéoporose.

Cet homme exerçait la profession de maçon. Il était marié avec une femme d'une excellente réputation. Son ménage passait pour excellent, lorsque, sans motif connu, il tua sa femme d'un coup de pistolet, tiré d'une fenêtre où il s'était posté, en plein jour, sur son passage.

Pour détourner la justice, il avait jeté dans la rivière le pistolet qui lui avait servi.

On le dépeint comme « d'une physionomie douce et modeste ». Il s'enferma dans un système absolu de dénégation.

| | |
|---|---|
| Cube du crâne | 1580 |
| Courbe sous-cérébrale | 6,57 0/0 |
| — frontale | 26,31 |
| — pariétale | 32,89 |
| — occipitale | 34,21 |
| Demi-circonférence horizontale antérieure | 43,26 0/0 |

*Anatomie pathologique.* — Sutures normales. Tendance à l'ossification de la suture sagittale. Plaque d'ostéoropose pariétale.

*Réflexions.*— En l'absence de tout autre renseignement sur le dossier judiciaire, on ne voit chez cet homme au cerveau mal construit et prédestiné qu'une *hyperhémie trophique* de la région pariétale.

## OBSERVATION X

Gelée, 77 ans, exécuté le 1er mars 1831.

Caractère atavique et activité cérébrale exagérée, hérédité.

Gelée marie sa fille. Après le mariage civil, il déclare à son gendre que le mariage religieux sera *remis*, sous prétexte que la maison des nouveaux époux n'est pas terminée. D'ailleurs la jeune mariée regrette le serment civil qu'elle vient de prononcer, et son frère encourage une rupture, qui n'est plus possible ; il va jusqu'à parler d'*empoisonner* son nouveau beau-frère.

On déclare au mari qu'il ne jouira de ses droits d'époux qu'après le mariage religieux, dont la date sera fixée ultérieurement.

Après divers pourparlers, le mari complaisant accepte la situation et vient dîner chez sa femme, qu'il quitte chaque soir, après dîner.

Enfin, la date du mariage religieux est fixée ; l'époux touchant au terme de son stage, vient dîner plus gaiement que de coutume ; mais ses hôtes ont déjà décidé de son sort. Après le dîner, sous le prétexte de le reconduire, *Gelée*, sa *femme*, son *fils* et même sa *fille* s'unissent contre lui et le tuent.

Le père et le fils sont condamnés à mort; la mère et la fille aux galères. Les journaux disent de Gelée père : « Figure grimée et rabougrie, œil perçant quoique petit; il offre quelque chose du chat. »

| | |
|---|---|
| Cube du crâne | 1644 |
| Courbe sous-cérébrale | 8,31 0/0 |
| — frontale | 27,70 |
| — pariétale | 32,13 |
| — occipitale | 31,85 |
| Demi-circonférence horizontale antérieure | 45,19 0/0 |

*Anatomie pathologique.* — Toutes les sutures sont libres, malgré son grand âge, sauf la suture sagittale, qui est éburnée.

*Réflexions.* — Dans ce crâne volumineux d'un vieillard de 77 ans, on ne trouve en somme, qu'une opiniâtreté vitale qui semble, pour ainsi dire, avoir accru constamment ce cerveau, mais malheureusement, plutôt au bénéfice des fonctions de la partie postérieure qu'au bénéfice des fonctions de la partie antérieure ; la courbe sous-cérébrale est énorme, la frontale peu développée, l'occipitale développée. L'énergie n'a stimulé chez lui que les parties dominantes, qui, malheureusement, n'étaient pas les plus nobles. Il est difficile de ne pas voir l'*hérédité* plutôt encore que la contagion du crime, dans l'association de cette famille pour le meurtre.

## OBSERVATION XI

Courtonne, 83 ans, exécuté le 23 janvier 1825.

Atavisme, activité cérébrale exagérée.

Courtonne, à 83 ans, assassine d'un coup de fusil son neveu, avec qui il était en discussion d'intérêt.

A l'audience, il se montre insolent, grossier, brutal, emporté : il menace du poing les juges.

La *Gazette des Tribunaux* remarque que, bien que l'accusé ait 83 ans, il *en paraît à peine* 50.

| | |
|---|---|
| Cube du crâne | 1741 |
| Courbe sous-cérébrale | 5,84 0/0 |
| — frontale | 26,62 |
| — pariétale | 85,71 |
| — occipitale | 31,81 |
| Demi-circonférence horizontale autérieure | 44,85 0/0 |

*Anatomie pathologique.* — Aucune lésion franchement pathologique. Les sutures sont *partout visibles* et assez compliquées. Crâne asymétrique, avec saillie de l'occipital du côté gauche.

Les mêmes réflexions peuvent être appliquées à ce criminel.

## OBSERVATION XII

Mancel (de Louvigny), 51 ans, exécuté le 6 juillet 1872.

Atavisme.

*Mancel* assassina sa fille âgée de 17 ans après tentative de viol. Depuis longtemps il l'obsédait de ses propos obscènes, l'injuriait, la frappait. Il avait dans le pays le surnom de l'*ours* ou du *brutal.*

Il avait acheté, la veille du crime, un couteau dont il se servit, et avait émis, d'avance, la crainte que sa fille ne se blessât avec ce couteau. C'est en effet la version qu'il soutint à l'audience.

Il n'a laissé voir aucune émotion et s'est montré impassible.

| | | |
|---|---|---|
| Cube du crâne | | 1630 |
| Courbe | sous-cérébrale | 7,89 0/0 |
| — | frontale | 26,31 |
| — | pariétale | 34,22 |
| — | occipitale | 31,57 |
| Demi-circonférence horizontale antérieure | | 44,44 |

*Anatomie pathologique.* — Suture frontale libre, assez compliquée. Suture sagittale éburnée. Saillie de l'occipital.

*Réflexions.* — On sera frappé des caractères plus inférieurs encore que ceux des races préhistoriques, qui dominent chez cet homme, qui a commis ce crime monstrueux. Sous le rapport frontal, il est inférieur même à la moyenne des assassins. Sous le rapport de la courbe pariétale, il se reporte, comme eux, aux époques mérovingiennes et préhistoriques.

## CONCLUSIONS.

Ici s'arrête la liste des criminels de cette série sur lesquels j'ai pu me procurer des renseignements suffisants. Je n'ai pas à répéter ici ce que j'ai résumé dans les deux premières parties de ce travail, et ce que j'ai dit, pour chaque cas, dans les *réflexions* dont j'ai fait suivre l'analyse en sommaire du dossier judiciaire et du dossier anatomique.

Chez tous, on a pu voir s'unir en proportions variables : l'atavisme, l'activité pathologique et surtout le défaut d'équilibre entre les facultés frontales et ce qu'on pourrait appeler, provisoirement, les facultés pariétales, celles qui disposent à l'*action*. Presque toujours ce défaut d'équilibre est dû à la fois à l'affaissement des premières et à l'exagération des secondes. L'hérédité est manifeste dans plusieurs cas : n'avons-nous pas vu dernièrement que le frère du tristement célèbre Troppman, après s'être cru obligé de changer de nom, pour échapper à la honte que son frère avait fait rejaillir, à ses propres yeux, sur sa famille, était devenu faux-monnayeur?

On a pu voir que les criminels, et je ne parle ici que des criminels *de profession* (je me suis déjà expliqué sur ce point), étaient presque toujours affectés d'une véritable *monstruosité cérébrale :* tantôt cette monstruosité est le résultat d'une évolution antérieure à la naissance, et le mot *atavisme* rend ici ma pensée ; tantôt cette monstruosité est le résultat d'une évolution pathologique postérieure à la naissance.

Il est bien clair que les conditions de milieu social et familial, que le mauvais exemple, sorte de contagion, le défaut d'éducation et d'instruction, l'absence en un mot de tous les procédés de l'*orthopédie cérébrale* viennent retarder ou faciliter la marche de ce processus, et que la cause déterminante, occasionnelle, peut se faire attendre plus ou moins longtemps et même manquer.

Il résulte en somme de cette étude que, ainsi que l'a déjà dit Maudsley, le criminel appartient à la *zone moyenne* entre la *santé* et l'*insanité* d'esprit. J'ajouterai qu'il est plus près de la seconde que de la première.

Écrites pour les médecins et les philosophes, ces pages auront *peut-être* pour eux quelque intérêt; mais il est certain qu'elles ne choqueront pas ceux qui recherchent la vérité.

Je dois à ceux de mes lecteurs qui ne seraient placés ni au point de vue philosophique, ni au point de vue médical, quelques explications, ou plutôt il est utile que je fasse ressortir à leurs yeux quelques conséquences pratiques, qui découlent, selon moi, de cette étude.

L'hérédité est assez manifeste, le crime et l'aliénation alternent et se confondent trop souvent dans certaines familles, pour que l'enquête préalable aux choix des unions tienne le plus grand compte des phénomènes pathologiques présentés par les ascendants du côté des centres cérébro-spinaux.

Supposons, en outre, qu'un enfant soit né avec une double tendance à l'amoindrissement de la courbe cérébrale et à l'agrandissement de la courbe pariétale, il est probable que l'éducation, qui développerait chez lui les qualités de la logique et les phénomènes intellectuels d'ordre abstrait, qui négligerait au contraire et modérerait dans leur tendance les facultés intellectuelles qui se lient à des actes, il est probable qu'une pareille éducation détournerait à temps plus d'un enfant qui, sans elle, deviendra un homme criminel ; à défaut de cette éducation *appropriée*, il suffit de dire que l'éducation en général détourne du crime. La plupart des criminels sont illettrés, et nous avons vu que la plupart possèdent à un degré inférieur les organes de l'intelligence.

Le rôle des troubles morbides est, dans les faits que je viens d'analyser, assez manifeste pour que le traitement médical, et même pharmaceutique, combatte efficacement dans l'enfance, et même plus tard, les hydrocéphalies, le rachitisme crânien, et les poussées congestives que nous avons vus, si souvent, entrer en ligne de compte dans la production des désordres morphologiques du crâne.

Plus d'un homme demeure boiteux et contrefait

parce qu'on a négligé de soigner, dans son enfance, les affections du squelette ou de la moelle à leur début, parce qu'on a négligé de corriger par l'*attitude* et par l'*éducation musculaire* une tendance vicieuse.

Plus d'un homme devient criminel parce qu'on a négligé de soigner dans son enfance les affections du crâne ou du cerveau à leur début, parce qu'on a négligé de corriger par l'*attitude morale* et par l'*éducation* une tendance vicieuse.

Reste la question légale. De celle-là je n'ai pas à m'occuper ici. Qu'il me suffise de dire que la société a le *droit* et le *devoir* de *se mettre à l'abri du criminel, qu'il soit malade ou non, responsable ou non.*

3298-81. — Corbeil, typ. et stér. Crété.

www.ingramcontent.com/pod-product-compliance
Ingram Content Group UK Ltd.
Pitfield, Milton Keynes, MK11 3LW, UK
UKHW020344250726
13967UKWH00005B/2104

9 782012 969629